BEI GRIN MACHT SICH IHR
WISSEN BEZAHLT

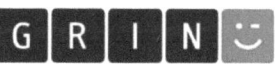

Der Einfluss von Meta-Kognition auf Coping-Strategien zur Stressbewältigung

Susan Waldow

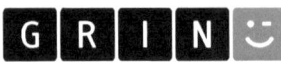

Bibliografische Information der Deutschen Nationalbibliothek:

Die Deutsche Nationalbibliothek verzeichnet diese Publikation in der Deutschen Nationalbibliografie; detaillierte bibliografische Daten sind im Internet über http://dnb.d-nb.de abrufbar.

ISBN: 9783346958594
Dieses Buch ist auch als E-Book erhältlich.

© GRIN Publishing GmbH
Trappentreustraße 1
80339 München

Druck und Bindung: Books on Demand GmbH, Norderstedt Germany
Gedruckt auf säurefreiem Papier aus verantwortungsvollen Quellen

Das Buch bei GRIN: https://www.grin.com/document/1406364

Hamburger Fern-Hochschule

Bachelor Psychologie

Hausarbeit

Der Einfluss von Meta-Kognition auf Coping-Strategien zur Stressbewältigung

Modul Arbeits- und Gesundheitspsychologie I (AG1)

von

Susan Waldow

Abgabedatum: 12.08.2023

Inhalt

1. Einleitung

„Streß [sic!] ist ein universelles Phänomen, ein unvermeidlicher Aspekt des all-
täglichen Lebens" (Lazarus, 1995, 216). Und Stress ist in aller Munde! Es macht
den Eindruck, als sei es fast schon eine Art Statussymbol der Gegenwart oder
zumindest ein Erkennungsmerkmal der gegenwärtigen Gesellschaft, gestresst zu
sein. Daher wird das Phänomen nicht nur in den Massenmedien breit diskutiert,
sondern ist auch in der Wissenschaft populär (Bauer, 2019, S. 23).

Nach einer Umfrage der Techniker Krankenkasse aus dem Jahr 2021 fühlen sich
mehr als ein Viertel der Deutschen häufig gestresst (Techniker Krankenkasse,
2021). Diese Umfrage ist nicht zufällig von einer Krankenkasse erhoben wurden,
denn Stress kann auch ein Auslöser für Krankheiten sein. Zu den längerfristigen
Folgen von anhaltendem Stress gehören unter anderem Herz-Kreislauf-
Erkrankungen, Verdauungsprobleme, Ermüdungserscheinungen, Schlafstörun-
gen, Depressivität, Burnout, ein geschwächtes Immunsystem und auch eine
vermehrte Kompensation mit Süchten (Reif et al., 2018, S. 88–89). Aus diesem
Grund haben Krankenkassen Interesse daran, herauszufinden, was Stress ver-
hindert, bzw. was dabei helfen kann, diesen abzubauen. Daraus ergibt sich die
Relevanz dieser Arbeit. Denn neben den bekannten Stress-reduzierenden Faktoren wie Schlaf, Sport, Bewegung, Natur und gesunde Ernährung tauchen in den
letzten Jahren vermehrt auch Hinweise auf Meditation, Achtsamkeit, Atemübun-
gen, Yoga usw. als mögliche Ressourcen gegen Stress auf.

Da sowohl Stress als auch Meditation sehr breite Forschungsfelder sind, wurden
beide für diese Arbeit spezifiziert. Als Grundlage dient hier die bekannte Stress-
theorie von Richard Lazarus, wonach Stress durch einen individuellen Bewertungsprozess entsteht. Da Meditation dazu beitragen kann, den Blick auf sich
und die Welt zu verändern, werden Studien heranzogen, die eine mögliche Veränderung dieses Bewertungsprozesses durch das in der Meditation geübte Phänomen der Meta-Kognition untersuchen.

Konkret lautet die Fragestellung dieser Arbeit: (Wie) kann die spezifische Medita-
tionstechnik der Meta-Kognition dazu beitragen, Einfluss auf den Bewertungsprozess zu nehmen? Kann Meta-Kognition dabei helfen, eher auf positive Bewältigungsstrategien zurück zu greifen und somit negativem Stress vorzubeugen?

Die Ergebnisse könnten relevant sein, um sowohl in Therapie als auch in Prävention Techniken zu etablieren, die einen besseren Umgang mit Stress ermöglichen. Ferner ist Meditation eine Methode, die keiner besonderer Hilfsmittel be-
darf und somit sehr kostengünstig ist – ein Fakt, der sowohl für Krankenkassen
als auch für PatientInnen relevant sein dürfte.

Nach einer kurzen Definition des Konstrukts Stress im Kapitel 2.1 wird im Kapitel 2.2. das psychologische Stressmodell von Lazarus vorgestellt. Im dritten Kapitel werden die Zusammenhänge von Meditation, Achtsamkeit und Meta-Kognition erläutert und auch die verschiedenen Begriffe benannt, die das Phänomen Meta-Kognition beinhalten. Anschließend werden im vierten Kapitel Studien vorgestellt und ausgewertet, die den Zusammenhang zwischen Bewältigungsstrategien und Meta-Kognition untersucht haben. Im Kapitel fünf folgt ein Fazit, in welchem sowohl die Schwierigkeiten dieser Arbeit als auch die Ergebnisse und ein sich daraus ergebender Ausblick für Forschung und Praxis erörtert werden.

2. Stress

2.1. Definition und Erklärungsmodelle

Das Wort *Stress* kommt aus dem Englischen und bedeutet *Druck* oder *Anspannung* und beschreibt eine Situation, die subjektiv entweder als positiv und anregend – *Eustress* – oder als negativ und belastend – *Distress* – empfunden werden kann (Häcker & Stapf, 2009, S. 967). Es gibt verschiedene Herangehensweisen, die versuchen, das Konstrukt Stress zu erklären: Biologische, psychologische, soziologische, ressourcenfokussierte und biopsychosoziale Stressmodelle beleuchten jeweils unterschiedliche Aspekte und ergänzen sich daher zum Teil auch gegenseitig. Aus Platzgründen wird hier auf eine ausführliche Erklärung aller Stresstheorien verzichtet und stattdessen auf die einschlägige Literatur verwiesen (Busse et al., 2006, S. 63–77; Reif et al., 2018; Rusch, 2019, S. 11–27).

Kurz erwähnt werden soll, dass der Stressforscher Hans Selye die physiologischen Reaktionen auf einen Stressor erforscht und beschrieben hat, was als biologisches Stressmodell bekannt geworden ist (Busse et al., 2006, S. 63–67; Kaluza, 2012, S. 18–44; Selye, 1936). Diese körperlichen Reaktionen sind für die Entstehung von Krankheiten relevant. Doch ob diese Stressreaktion im Körper ausgelöst wird, hängt von psychologischen Faktoren ab. Dieser Arbeit liegt das psychologische Stressmodell von dem amerikanischen Psychologen Richard Lazarus zu Grunde.

2.2. Das Transaktionale Stressmodell von Richard Lazarus

2.2.1. Allgemeines und der Begriff *Transaktion*

Nach Lazarus hängt die Reaktion auf einen Stressor von individuellen Wahrnehmungs- und Bewertungsprozessen ab. Lazarus selbst sprach von „psychological stress" (Lazarus, 1966). Nach seinem Modell entsteht Stress dann, wenn das Individuum die eigenen Ressourcen als zu gering einschätzt, um mit der wahrgenommenen Situation angemessen umzugehen: „Emotionen (und Streß [sic!])

[sind] das Resultat von Kognitionen [...], d.h. das Ergebnis dessen, wie eine Person ihre Beziehung zu ihrer Umwelt bewertet oder konstruiert" (Lazarus, 1995, 201). Relevant für den im Gehirn ablaufenden Bewertungsprozess sind nach Lazarus die situativen und die persönlichen Merkmale, die sich gegenseitig bedingen. Der Begriff *Transaktion* bezieht sich auf diese „adaptive Beziehung" (Lazarus, 1995, 204) zwischen Situation und Person, die sowohl für inter- als auch intraindividuelle Unterschiede bezüglich der Stresswahrnehmung und der Stressreaktion zuständig ist.

2.2.2. Primäre und sekundäre Bewertung, Neubewertung

Lazarus unterscheidet zwischen einem primären und einem sekundären Bewertungsprozess. Bei der *primären Bewertung* wird die Situation analysiert und nach Relevanz für das derzeitige Leben bewertet. Die Situation kann als positiv, irrelevant oder stressreich bewertet werden. Die ersten zwei Kategorien rufen keine notwendige Reaktion hervor. Als stressreich bewertete Situationen können erstens als Bedrohung wahrgenommen werden und dadurch Angst und Besorgnis auslösen. Zweitens können sie bei Erleiden eines Verlustes oder einer Schädigung auch Trauer oder Ärger hervorrufen. Oder drittens, wenn die Situation zwar als stressreich, aber gleichzeitig als Herausforderung angesehen wird, kann dies eher positiv konnotierte Gefühle wie Hoffnung und/oder Neugier auslösen (Bauer, 2019, S. 34). Letzteres kommt dann zustande, wenn das Individuum im Rahmen der *sekundären Bewertung* – in der die eigenen Fähigkeiten und Kompetenzen analysiert werden –, zu dem Ergebnis kommt, dass diese ausreichend sind, um der Situation angemessen zu begegnen. Primäre und sekundäre Bewertung werden nur im Modell voneinander getrennt betrachtet. Sie sind in der Realität untrennbar miteinander verbunden und bedingen sich gegenseitig – wie oben als adaptiv beschrieben (Bauer, 2019, S. 34; Lazarus, 1995, 212–215).

Eine *Neubewertung* findet dann statt, wenn sich situative oder persönliche Bedingungen ändern oder neue Informationen hinzukommen. Der Bewertungsprozess beginnt dann erneut (Bauer, 2019, S. 35). Die Stresswahrnehmung ist daher kein statischer Prozess, sondern sie wird permanent an äußere und innere Veränderungen und daraus folgend an die Bewertungen dieser Veränderungen angepasst.

2.2.3. Coping-Strategien und ihre Funktionen

Nach Lazarus ist nicht der Stress das Problem, sondern wie dieser bewältigt wird (Lazarus, 1995, 216). Darüber entscheiden die vom Bewertungsprozess abhängigen sogenannten *Coping-Strategien.* Diese haben zwei Funktionen: Sie fokussieren den Umgang mit dem Stressor (*problemorientiertes Coping)* und/oder sie helfen dabei, mit den ausgelösten Gefühlen einen guten Umgang zu finden *(emotionsorientiertes Coping).* Effektive Bewältigungsformen sollten möglichst beide Funktionen erfüllen: Eine Möglichkeit zum Handeln geben und die auftauchenden Emotionen regulierbar machen (Bauer, 2019, S. 35; Lazarus, 1995, 217–218).

Lazarus beschreibt vier Bewältigungsstrategien: „Informationssuche, direkte Aktion, Aktionshemmung und intrapsychische Prozesse" (Lazarus, 1995, 218). Bei der *Informationssuche* wird die Situation nach Hinweisen analysiert, die bei der Wahl einer Bewältigungsstrategie helfen können. *Direkte Aktionen* meint alle – außer den kognitiven – Aktivitäten, die dazu beitragen, die Situation zu lösen. Diese Aktionen können sowohl konstruktiv als auch destruktiv sein. Als *Aktionshemmung* beschreibt Lazarus „die Unterdrückung eines Handlungsimpulses" (Lazarus, 1995, 220), die dann sinnvoll sein kann, wenn durch Taten Schaden entstehen könnte. Mit den *intrapsychischen Prozessen* sind alle kognitiven Prozesse gemeint, die der Emotionsregulation dienen: Dazu gehören sowohl konstruktive Gedanken (z.B.: sich selbst Mut zusprechen) als auch destruktive Abwehrmechanismen wie z.B. Leugnung, Projektion, Vermeidung, Reaktionsbildung, Selbsttäuschung oder auch Rückzug und Untätigkeit. Auch die destruktiven intrapsychischen Coping-Strategien haben für den Moment eine spürbare emotionslindernde Wirkung und somit kurzfristig einen positiven Einfluss auf das Wohlbefinden (Lazarus, 1995, 218–220).

Zu diesen intrapsychischen Bewältigungsstrategien gehört auch die *positive Neubewertung (reappraisal),* die nichts mit der o.g. Neubewertung zu tun hat, da sich keine neuen Informationen ergeben haben. Stattdessen ist damit eine veränderte Sicht auf das Problem gemeint, und zwar in der Weise, dass positivere Aspekte wahrnehmbar werden (Bauer, 2019, S. 34–35). Besonders diese positive Neubewertung mit einer veränderten Sicht auf das Problem könnte möglicherweise durch das in der Meditation geübte Phänomen der Meta-Kognition gefördert werden, was anhand von Studien im Kapitel 4 untersucht wird.

3. Meditation, Achtsamkeit und Meta-Kognition

3.1. Meditation

Der Begriff *Meditation* kommt aus dem Lateinischen, bedeutet übersetzt ‚zur Mitte kommen' und beinhaltet sowohl die Konzentration auf entweder einen Gegenstand, einen Gedanken oder ein körperliches Phänomen (Häcker & Stapf, 2009, S. 625; Kornfield, 2008, S. 19; Piron, 2020, S. 6) als auch eine Art Versenkung, bei der gezielt geübt wird, äußere und innere Reize auszublenden und die dadurch entstehende Stille wahrzunehmen. Vor allem seit bildgebende Verfahren

Veränderungen der Hirnstrukturen durch Meditation sichtbar machen können, widmet sich die Forschung vermehrt den Auswirkungen meditativer Praktiken auf die Gesundheit (Piron, 2020, S. 10). Es gibt sehr viele verschiedene Meditations-arten, nicht nur innerhalb von Religionen. Der deutsche Psychotherapeut Harald Piron, der sowohl Meditation praktiziert als auch daran forscht, hat eine Vielzahl untersucht und kommt zu dem Ergebnis, dass das wirklich Relevante an Medita-tion die hinter den Praktiken liegende „phänomenologische Erfahrungswelt" (Piron, 2020, S. 2) ist. Demnach braucht es keine an spezifische Religionen ge-bundenen Rituale und Techniken, um in einen meditativen Zustand zu gelangen, der heilsam ist (Piron, 2003, S. 136).

3.2. Achtsamkeit

Dieser Tatsache macht sich auch der amerikanische Mediziner Jon Kabat-Zinn mit seinem mittlerweile vielfach wissenschaftlich erforschten und auch auf andere Bereiche ausgeweiteten Achtsamkeitsprogramm zur Stressbewältigung – *Mindfulness-Based Stress Reduction (MBSR)* – zu Nutze. In dieser auf dem Buddhismus basierenden Praxis verbindet er Achtsamkeitsübungen, Meditatio-nen und Yoga zu einem Therapieprogramm mit dem Ziel, einen besseren Um-gang mit Stress zu erlernen (Kabat-Zinn, 2013).

Für das Konstrukt *Achtsamkeit* (engl. *mindfulness*) gibt es sehr viele Definitionen, auf die hier nicht alle eingegangen werden kann. Eine Zusammenstellung der Komponenten findet sich bei Harrer und Weiss (Harrer & Weiss, 2018, S. 30–33). Zusammenfassend lässt sich sagen, dass Achtsamkeit nicht erschöpfend mit Begriffen beschreibbar ist, da es mehr ist als die Summe seiner Teile – mehr als die Summe von Geist, Seele, Herz, Körper und der jeweiligen direkten Umwelt einer Person und Situation. Nach Kabat-Zinn ist es genau dieses ‚Mehr', was es ermöglicht, einen differenzierteren Blick auf sich und die Situation zu bekommen und daraus folgend auch weitere, neuere Handlungsoptionen zu erkennen (Ka-bat-Zinn, 2013, S. 23). Im Sinne von Lazarus' Stressmodell könnte es womöglich genau dieses mit Worten nicht zu beschreibende ‚Mehr' sein, das eine positive Neubewertung ermöglicht und somit Stress mindern oder gar verhindern kann. Ein Phänomen, das zu dieser erweiterten Perspektive verhelfen kann, ist die so-genannte Meta-Kognition, die im folgenden Abschnitt vorgestellt wird.

3.3. Meta-Kognition als ein zentraler Wirkmechanismus

3.3.1. Definition

Ein wichtiger Wirkfaktor der Achtsamkeit ist nach Harrer und Weiss das mentale Phänomen, auf sich selbst zu schauen und das eigene Denken zu beobachten – die sogenannte Meta-Kognition. Dabei entsteht eine Distanz zwischen der inneren Instanz, die denkt und der inneren Instanz, die das Denken beobachtet. Dieser mentale Prozess ermöglicht, dass das Individuum nicht mehr mit den eigenen Gedanken identifiziert ist, sondern sich davon differenzieren kann. Das Ergebnis dieses Prozesses wird *Disidentifikation* genannt – ein Begriff, den der italienische Psychiater und Psychoanalytiker Roberto Assagioli geprägt hat (Assagioli, 1993, S. 117–121; Harrer & Weiss, 2018, S. 107–111). Seine Disidentifikationsübung findet sich im Anhang der Arbeit. Damit wird nicht nur geübt, Gedanken zu beobachten, sondern auch Gefühle, Begierden und körperliche Empfindungen. Durch die Beobachtung werden diese zwar nicht verändert, wohl aber kann sich die innere Beziehung zu ihnen verändern (Harrer & Weiss, 2018, S. 123). Und diese Veränderung der inneren Haltung könnte im Sinne von Lazarus' Stressmodel eine positive Neubewertung bewirken.

3.3.2. Meta-Kognition als Basis für verschiedene Konstrukte

Dieses metakognitive Phänomen gibt es in unterschiedlichen theoretischen Modellen in psychotherapeutischen und auch in spirituellen Schulen. Achtsamkeit und Meta-Kognition können beide sowohl als *trait* – überdauernder Wesenszug (Häcker & Stapf, 2009, S. 1021) – oder als *state* – temporärer Zustand (Häcker & Stapf, 2009, S. 958) – vorkommen.

Problematisch für diese Arbeit ist die Tatsache, dass es unterschiedliche metakognitive Konstrukte gibt, die sich zwar ähneln, aber nicht identisch sind. Dazu gehören unter anderem Folgende: *Innerer Beobachter, Der Zeuge, Beobachtendes Selbst, Decentering, Defusion, Meta-Kognition, Reperceiving usw.* Aus Platzgründen kann hier nicht auf die einzelnen Theorien eingegangen werden. Übersichten und Vergleiche finden sich bei Harrer und Weiss (Harrer & Weiss, 2018, S. 107–125), in Teilen bei Grabovacs et al. (Grabovac et al., 2011) und auch in einer Studie von Bernstein et al., die ein eigenes Meta-Modell *(Metacognitive Processes Model)* entwickelt und dieses mit den o.g. unterschiedlichen Theorien verglichen haben (Bernstein et al., 2015).

3.3.3. Operationalisierung

Schwierig ist außerdem die Operationalisierung der Meta-Kognition, damit sie überhaupt messbar und somit wissenschaftlich auswertbar wird. Basierend auf dem Meta-Modell von Bernstein et al. haben Hanley et al. 2020 einen Fragebogen in zwei Versionen (*trait* und *state*) entwickelt (Hanley et al., 2020). Da dieser Fragebogen erst seit 2020 existiert, nutzen die ForscherInnen der hier vorgestellten Studien Fragebögen, die entweder den jeweiligen Modellen entsprechen oder sich dem untersuchten Phänomen annähern: z.B. *Experiences Questionnaire* (EQ) (Fresco et al., 2007), *Self-as-Context Scale* (SAC) (Zettle et al., 2018),

Cognitive Fusion Questionnaire (CFQ) (Gillanders et al., 2014), *The Five Facet Mindfulness Questionnaire's* (FFMQ) (Baer et al., 2006) oder *Metacognitions questionnaire 30* (Spada et al., 2008).

Wie bereits erwähnt ist das Vorhandensein der unterschiedlichen Theorien und dazugehörenden Skalen eines der größten Schwierigkeiten des derzeitigen Forschungsstands, da dadurch die Vergleichbarkeit eingeschränkt ist. Die vorgestellten Studien beziehen sich auf unterschiedliche Modelle des Phänomens Meta-Kognition, die im Folgenden jeweils kursiv gekennzeichnet sind.

4. Zusammenhang zwischen Meta-Kognition und Neubewertung

Shapiro et al. stellen 2006 eine Theorie vor, die beschreibt, dass durch den mittels Achtsamkeit ausgelösten Mechanismus des *Reperceiving* ein Perspektivwechsel möglich sei. Dadurch würde sich die Fixierung auf die eigenen Bewertungen auflösen und eine nicht wertende Wahrnehmung möglich werden (Shapiro et al., 2006, S. 381), was einer positiven Neubewertung im Sinne von Lazarus entspräche.

Diese von Shapiro et al. beschriebene Theorie haben Garland et al. aufgegriffen, um einen möglichen kausalen Zusammenhang zwischen *Decentering* und positiver Neubewertung zu untersuchen. Der US-amerikanische Psychotherapeut Eric Garland gilt derzeit als der wichtigste Forscher im Bereich der Achtsamkeit. Er konnte zusammen mit KollegInnen in mehreren Studien bestätigen, dass das Training von Achtsamkeit durch die Erweiterung des Bewusstseins mittels *Decentering* positive Neubewertungen fördert (Garland et al., 2011; Garland et al., 2009). Dementsprechend sorgt *Decentering* für ein erweitertes *Gewahrsein*, das zu mehr Flexibilität im Denken führt. Der Begriff *Gewahrsein (awareness)* wird von Kabat-Zinn als Synonym für Achtsamkeit genannt und definiert sich daher als „eine Art Wissen, das schlichtweg umfassender als bloßes Denken ist" (Kabat-Zinn, 2013, S. 23). Dies könne dazu führen, dass sich die Bedeutung der Situation für den Moment oder das Leben verändere und somit eine positive Neubewertung im Sinne von Lazarus' Bewältigungsstrategien möglich werde. Daraus folgend würden diese durch die Neubewertung ausgelösten positiven Gefühle (Vertrauen und Zuversicht) auch zukünftige Bewertungsprozesse positiv beeinflussen und es entstünde ein sich gegenseitig verstärkender Zusammenhang, den die Forscher im *Mindful Coping Model* (Abb. 1) verdeutlichen (Garland et al., 2009, S. 44).

In späteren Studien beschreiben sie diesen Zusammenhang als eine positive Aufwärtsspirale (Garland et al., 2010; Garland et al., 2011). Kritisch an ihrer Studie von 2011 ist allerdings das Fehlen einer Kontrollgruppe. Daher kann nicht eindeutig belegt werden, dass der veränderte Umgang mit Stress auf das MBSR-Training zurück zu führen ist.

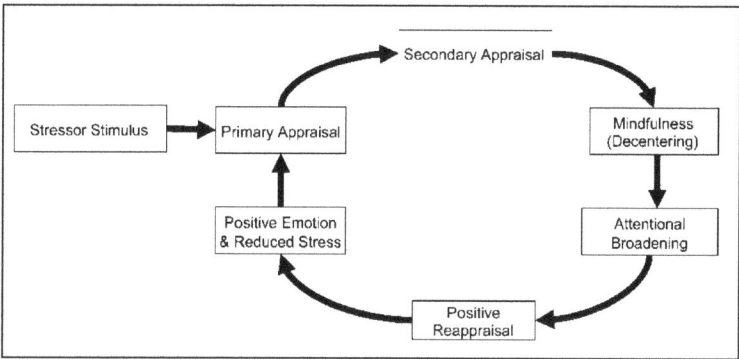

Abb1.: *Mindful Coping Model* von Garland et al. (Garland et al., 2009, S. 44)

Aus ihren Ergebnissen entwickeln die ForscherInnen die *Mindfulness-to-Meaning* Theorie (Garland et al., 2015), die sie 2017 in einer Langzeitstudie mit 107 ProbandInnen überprüfen (Garland et al., 2017). Mit der *mindful reappraisal hypothesis* gehen sie davon aus, dass durch die mittels *Decentering* ausgelöste Bewusstseinserweiterung bisher unbeachtete kontextuelle Daten zugänglich würden (Garland et al., 2017, 4), was positive Neubewertungen möglich machen könnte. In der Langzeitstudie untersuchen sie sowohl eine Gruppe mit einem drei-monatigen MBSR-Programm als auch eine weitere Vergleichsgruppe, die in der Zeit eine kognitive Verhaltenstherapie erhält, und auch eine Kontrollgruppe ohne Interventionen. Sie konnten in dieser Studie nicht nur ihre Theorie bestätigen, sondern auch, dass MBSR durch die oben beschriebene Aufwärtsspirale im Vergleich zur kognitiven Verhaltenstherapie eine nachhaltigere Wirkung hat, da die Fähigkeit des *Decentering* auch noch ein Jahr nach der Teilnahme an dem MBSR-Kurs vorhanden war. Die dadurch ermöglichten positiven Neubewertungen führten zu einer langfristigen Steigerung positiver Affektivität (Garland et al., 2017, 10).

Doch es gibt auch andere ForscherInnen, die die Wirkung von Achtsamkeit untersuchen. In einer Studie von Walach et al. (Walach et al., 2007) haben MitarbeiterInnen aus einem Call-Center ebenfalls die Disidentifikation als hilfreich beschrieben. Ein Großteil der TeilnehmerInnen gab an, dass sie nach einem MBSR-Kurs vermehrt positive Bewältigungsmechanismen wählten, um mit Stress umzugehen. Disidentifikation habe unter anderem dazu beigetragen, nicht sofort auf Probleme zu reagieren, sondern sich mit der Reaktion Zeit zu lassen und dadurch flexibler zu werden. Durch ihre Interviews konnten die ForscherInnen weiterhin herausfinden, dass die TeilnehmerInnen durch die Intervention dafür sensibilisiert wurden waren, was den Stress in ihrer Arbeit überhaupt ausgelöst hatte (Walach et al., 2007, S. 194–196). Dieses Wissen ist essentiell, um in Bezug auf die Stressoren handlungsfähig zu werden. Fraglich ist jedoch, ob auch andere Interventionen als MBSR solche Einsichten ermöglichen würden?

Josefsson et al. haben in ihrer Studie mit insgesamt 126 ProbandInnen die aktive MBSR-Gruppe sowohl mit einer aktiven Entspannungsgruppe als auch mit einer passiven Kontrollgruppe verglichen (Josefsson et al., 2014). Alle TeilnehmerInnen der MBSR-Gruppe hatten keine Erfahrung mit Meditation. Neben anderen Konstrukten wurden auch Daten zum *Decentering* und Bewältigungsstil erhoben. Beim Vergleich der MBSR-Gruppe mit der passiven Kontrollgruppe wurde ein positiver Zusammenhang zwischen achtsamkeitsbasierten Interventionen und dem *psychologischen Wohlbefinden* sichtbar. Nach ihren Ergebnissen war hierfür das *Decentering* als Vermittler verantwortlich (Josefsson et al., 2014, S. 32). Obwohl Stress in dem von Ryff beschriebenen Konstrukt *psychologisches Wohlbefinden (PWB)* (Ryff, 1995) nicht direkt vorkommt, dürften situations- und personenbedingte Variablen dennoch in einigen der sechs zum PWB dazugehörigen Faktoren relevant sein: z.B. bei Selbstakzeptanz, Beziehungen zu Anderen und Alltagsbewältigung (Ryff, 1995, S. 101). Es könnte davon ausgegangen werden, dass das PWB gestiegen ist, weil das Individuum weniger Stress auch in diesen Bereichen hatte. Allerdings haben die Forscher keinen Zusammenhang zwischen *Decentering* und Coping feststellen können. Im Gegensatz zur o.g. Studie von Walach et al. ergab die Studie von Josefsson et al. keine Veränderungen der Coping-Strategien bei den MBSR-ProbandInnen. Dies ist vor dem Hintergrund, dass bei diesen ProbandInnen die Skalen für das psychologische Wohlbefinden gestiegen und die für Angst und Depression gesunken waren, erstaunlich. Die Forscher erklären sich dies damit, dass bei gesunden ProbandInnen ein nur über kurze Zeit stattfindendes MBSR-Programm keine Folgen hat, wohingegen dies bei sehr gestressten Menschen anders sein könnte, was in dieser Studie jedoch nicht untersucht wurde (Josefsson et al., 2014, S. 31).

Interessanterweise haben Josefsson et al. keine gravierenden Unterschiede zwischen der Entspannungsgruppe und der MBSR-Gruppe bezüglich des Achtsamkeits- und Decentering-*traits* feststellen können. Sie führen dies einerseits auf Ähnlichkeiten der Interventionen in den beiden aktiven Gruppen zurück und andererseits geben sie als Grund an, dass der Zeitraum der Interventionen von vier Wochen zu kurz war, um ausreichend Übung mit der Disidentifikation zu bekommen – vor allem da zu Beginn eines MBSR-Programms in den Meditationsübungen weniger das *Decentering* als vielmehr die Konzentration geübt wird (Josefsson et al., 2014, S. 29–30). Im Fazit ihrer Studie weisen die Forscher darauf hin, dass es schwierig sei, die explizite Wirkung des *Decentering* von den anderen Wirkmechanismen der Achtsamkeit zu differenzieren und dementsprechend die positive Wirkung dessen auf die mentale Gesundheit nachzuweisen (Josefsson et al., 2014, S. 31).

Im Gegensatz zu den bisher vorgestellten Studien entdeckten japanische ForscherInnen 2020 in einer Längsschnittanalyse die umgedrehte Kausalität, und zwar eine Zunahme des *Decentering* durch kognitive Neubewertung. Die ForscherInnen erklären ihre Ergebnisse so, dass sowohl Situation als auch der eigene Zustand durch kognitive Neubewertung distanzierter betrachtet werden, was weniger negative Gefühle zur Folge hat. Dies ermöglicht mit der Zeit die Erkenntnis, dass Gedanken und Gefühle nur temporär sind, was wiederum die Entwicklung der Meta-Kognition – hier *Decentering* – unterstützt. Kritisch merken die ForscherInnen an, dass diese kausale Richtung auch damit zu tun haben könnte, dass die Menschen, die geübter im *Decentering* sind, gar keine Notwendigkeit mehr haben, kognitive Neubewertungen vorzunehmen, da sie dauerhaft in dem meta-kognitiven Zustand sind. Und dieser ermöglicht es, nicht sofort auf Gedanken und Gefühle zu reagieren (Kobayashi et al., 2020, S. 3). Diese Erklärung dreht jedoch die Kausalität wieder um. Auch wenn die kausale Richtung unklar bleibt, zeigt letztendlich auch diese Studie einen deutlichen Zusammenhang zwischen beiden Variablen.

Ebenfalls einen deutlichen Zusammenhang zwischen Stressbewältigung und *Decentering* konnten Duncan et al. in einer Studie aus dem Jahr 2021 nachweisen. Sie untersuchten spezifisch zwischenmenschlichen Stress, der als sehr belastend erlebt werden und zu Zurückweisungen, Konflikten und Verlusten führen kann. Basierend auf dem o.g. Modell von Bernstein et al. (Bernstein et al., 2015) kamen sie zu dem Ergebnis, dass die ProbandInnen, denen es möglich war, eine Beobachterperspektive einzunehmen, mehr Selbstwirksamkeit und Flexibilität bei der Bewältigung des inneren Stresses empfanden (Duncan et al., 2021, S. 8).

Einige weitere Studien bestätigen den Zusammenhang zwischen Meta-Kognition und Neubewertung. Hier können aus Platzgründen aber nicht alle genannt werden. Bisher nicht erwähnt und dennoch für die erweiterte Einordnung relevant sind neuronale Erklärungen für die Zusammenhänge zwischen *Decentering* und Stresserholung, die Bendall und Royle geben (Bendall & Royle, 2018). Da diese jedoch mehr die biologischen als die psychologischen Zusammenhänge beschreiben, soll hier auf diese nur verwiesen werden, mit dem Hinweis, dass – wie bereits in Kapitel 2.1 genannt – psychologische und biologische Ereignisse zusammenhängen.

Erwähnenswert ist zum Abschluss noch die jüngste Studie zu diesem Thema von Ünlü et al. (Ünlü Kaynakçı & Yerin Güneri, 2022), in der statistisch ebenfalls eine starke Korrelation zwischen *Decentering* und Neubewertung errechnet wird. Die Forscherinnen haben explizit untersucht, ob *Decentering* bei der Emotionsregulation hilft und daraus folgend psychische Belastungen (wie Angst, Depression und psychisches Leiden) reduziert werden könnten. Dies hat sich in ihrer Studie bestätigt. Dementsprechend könnte es sinnvoll sein, PatientInnen metakognitive Fähigkeiten zu vermitteln. Doch wie Spada et al. herausgefunden haben, ist auch die Fähigkeit zur Metakognition individuell unterschiedlich ausgeprägt (Spada et al., 2008), was weitere Forschungsfragen nach sich ziehen dürfte.

5. Fazit und Ausblick

Herausfordernd für diese Arbeit war das Vorhandensein unterschiedlicher meta-kognitiver Konstrukte und Begriffe (u.a. Decentering, Reperceiving). Dies sorgt für Verwirrung und Unklarheit bezüglich der Vergleichbarkeit. Da den unterschiedlichen Konstrukten jedoch allen das Phänomen der Meta-Kognition zu Grunde liegt, wurden sie letztendlich dennoch für diese Arbeit herangezogen. Besonders für die Untersuchung von Korrelationen mit anderen Variablen wäre es jedoch wünschenswert, nur auf ein Modell der Meta-Kognition zurück zu greifen. Diesbezüglich könnte sich das *Metacognitive Processes Model* von Bernstein et al. (Bernstein et al., 2015) anbieten. Die weitere Forschung wird zeigen, ob es sich dafür auch bewähren kann.

Doch trotz der unterschiedlichen meta-kognitiven Konstrukte in den zitierten Studien konnte in dieser Arbeit gezeigt werden, dass Meta-Kognition einen Einfluss auf die für die Stressentstehung relevanten intrapsychischen Bewertungsprozesse hat und dazu führen kann, dass positive Neubewertungen im Sinne der Bewältigungsstrategien von Lazarus möglich werden. Durch Meta-Kognition erweitert sich das Bewusstsein, sodass andere Aspekte in Bezug auf die Situation oder das eigene Selbst sichtbar werden. Keine der Studien hat darauf hingewiesen, dass durch Meta-Kognition negative Bewältigungsstrategien verstärkt würden. Doch gab es Hinweise darauf, dass ein Zugang zu dieser Meta-Ebene individuell unterschiedlich ausgeprägt ist. Hier wäre weitere Forschung notwendig: Wovon ist dies abhängig? Wer kann Meta-Kognition als *trait* entwickeln und wem bleibt diese Art des Nachdenkens über das eigene Denken verwehrt? Hat Intelligenz damit zu tun? Welche Form der Intelligenz könnte darauf Einfluss haben? Inwieweit kann Meta-Kognition trainiert werden?

Wie bereits erwähnt, beinhalten nicht nur spirituelle, sondern auch psychotherapeutische Schulen das Phänomen Meta-Kognition. So ist ein Teil von Psychotherapie in der Regel auch immer, die eigenen Denkprozesse (zum Beispiel die persönlichen Glaubenssätze) zu erkennen. Doch nicht nur für Therapie, sondern bereits für Prophylaxe und Gesunderhaltung ergibt sich die Relevanz von Meditation, Achtsamkeit und Meta-Kognition, da dadurch insbesondere psychischen und psychosomatischen Krankheiten vorgebeugt werden könnte. Obwohl hier noch weitere Forschung von Nöten ist, um genaue Zusammenhänge zu erkennen, dürften Krankenkassen bereits bei dem bisherigen Erkenntnisstand ein Interesse daran haben. Zum Teil bieten diese jetzt schon Einführungskurse in MBSR oder anderen Meditationen an oder erstatten die Kosten dafür. Das Ergebnis dieser Arbeit lässt darauf schließen, dass es sich lohnen würde, bisherige Angebote auszuweiten. Auch gibt es im Internet einige kostenlos zugängliche Meditationen oder kostengünstige Apps für das Smartphone. Der Vorteil dieser Techniken dürfte sein, dass sie grundsätzlich unabhängig von Terminen in ärztlichen und therapeutischen Praxen oder Kliniken jedem Menschen jederzeit zugänglich sind - mit o.g. möglichen Einschränkungen, die es noch zu erforschen gilt, ebenso wie mögliche Kontra-Indikationen.

Generell wäre es wichtig, in der breiten Bevölkerung ein Bewusstsein dafür herzustellen, dass Stress (auch) von innen kommt und nicht nur von äußerlichen Bedingungen abhängig ist. Durch die Vermittlung der Zusammenhänge zwischen Stress und inneren Bewertungsprozessen und Möglichkeiten der selbständigen Intervention könnte einerseits die Selbstverantwortung der Menschen und andererseits auch die Verantwortung von Unternehmen für ihre MitarbeiterInnen gesteigert werden. Besonders in Zeiten des Personalmangels, wie wir ihn gegenwärtig erleben, dürften Unternehmen ebenfalls ein gesteigertes Interesse daran haben, dass MitarbeiterInnen gesund sind und bleiben. Somit eröffnet sich ein breites Anwendungsspektrum für Meditation und Achtsamkeit: für Prophylaxe, Therapie, in Unternehmen und im Privatbereich.

Vor dem Hintergrund, dass diese Techniken noch immer tendenziell von der breiten Bevölkerung eher nur in spirituellen oder esoterischen Kreisen angesiedelt werden, wäre es für die Akzeptanz förderlich, die Zusammenhänge noch weiter wissenschaftlich zu fundieren und diese Ergebnisse auch in den gängigen Massenmedien zu kommunizieren.

Literaturverzeichnis

Assagioli, R. (1993). *Psychosynthese: Handbuch der Methoden und Techniken. Transformation: Bd. 9387.* Rowohlt.

Baer, R. A., Smith, G. T., Hopkins, J., Krietemeyer, J. & Toney, L. (2006). Using self-report assessment methods to explore facets of mindfulness. *Assessment, 13*(1), 27–45. https://doi.org/10.1177/1073191105283504

Bauer, J. F. (2019). Gesundheit, Stress, psychische Beanspruchung und perso-nale Gesundheitsressourcen. In *Personale Gesundheitsressourcen in Studium und Arbeitsleben* (S. 5–137). Springer, Wiesbaden. https://doi.org/10.1007/978-3-658-26453-6_2

Bendall, R. C. A. & Royle, S. (2018). Decentering mediates the relationship be-tween vmPFC activation during a stressor and positive emotion during stress recovery. *Journal of neurophysiology, 120*(5), 2379–2382. https://doi.org/10.1152/jn.00353.2018

Bernstein, A., Hadash, Y., Lichtash, Y., Tanay, G., Shepherd, K. & Fresco, D. M. (2015). Decentering and Related Constructs: A Critical Review and Meta-cognitive Processes Model. *Perspectives on psychological science: a journal of the Association for Psychological Science, 10*(5), 599–617. https://doi.org/10.1177/1745691615594577

Busse, A., Plaumann, M. & Walter, U. (2006). Stresstheoretische Modelle. In *Weißbuch Prävention 2005/2006* (S. 63–77). Springer, Berlin, Heidelberg. https://doi.org/10.1007/3-540-32662-6_5

Duncan, N. S., Zimmer-Gembeck, M. J., Gardner, A. A. & Modecki, K. (2021). The measurement and benefit of decentering for coping self-efficacy, flex-ibility, and ways of coping with interpersonal stress. *Personality and Indi-vidual Differences, 179,* Artikel 110932. https://doi.org/10.1016/j.paid.2021.110932

Fresco, D. M., Moore, M. T., van Dulmen, M. H. M., Segal, Z. V., Ma, S. H., Teasdale, J. D. & Williams, J. M. G. (2007). Initial psychometric properties of the experiences questionnaire: validation of a self-report measure of decentering. *Behavior Therapy, 38*(3), 234–246. https://doi.org/10.1016/j.beth.2006.08.003

Garland, E., Farb, N. A., Goldin, P. R. & Fredrickson, B. L. (2015). The Mindful-ness-to-Meaning Theory: Extensions, Applications, and Challenges at the

Attention–Appraisal–Emotion Interface. *Psychological Inquiry*, *26*(4), 377–387. https://doi.org/10.1080/1047840X.2015.1092493

Garland, E., Fredrickson, B., Kring, A. M., Johnson, D. P., Meyer, P. S. & Penn, D. L. (2010). Upward spirals of positive emotions counter downward spirals of negativity: insights from the broaden-and-build theory and affective neuroscience on the treatment of emotion dysfunctions and deficits in psychopathology. *Clinical psychology review*, *30*(7), 849–864. https://doi.org/10.1016/j.cpr.2010.03.002

Garland, E., Gaylord, S. & Fredrickson, B. (2011). Positive Reappraisal Mediates the Stress-Reductive Effects of Mindfulness: An Upward Spiral Process. *Mindfulness*, *2*(1), 59–67. https://doi.org/10.1007/s12671-011-0043-8

Garland, E., Gaylord, S. & Park, J. (2009). The role of mindfulness in positive reappraisal. *Explore (New York, N.Y.)*, *5*(1), 37–44. https://doi.org/10.1016/j.explore.2008.10.001

Garland, E., Hanley, A., Goldin, P. & Gross, J. (2017). Testing the mindfulness-to-meaning theory: Evidence for mindful positive emotion regulation from a reanalysis of longitudinal data. *PLOS ONE*, *12*(12), e0187727. https://doi.org/10.1371/journal.pone.0187727

Gillanders, D. T., Bolderston, H., Bond, F. W., Dempster, M., Flaxman, P. E., Campbell, L., Kerr, S., Tansey, L., Noel, P., Ferenbach, C., Masley, S., Roach, L., Lloyd, J., May, L., Clarke, S. & Remington, B. (2014). The development and initial validation of the cognitive fusion questionnaire. *Behavior Therapy*, *45*(1), 83–101. https://doi.org/10.1016/j.beth.2013.09.001

Grabovac, A. D., Lau, M. A. & Willett, B. R. (2011). Mechanisms of Mindfulness: A Buddhist Psychological Model. *Mindfulness*, *2*(3), 154–166. https://doi.org/10.1007/s12671-011-0054-5

Häcker, H. & Stapf, K.-H. (Hrsg.). (2009). *Dorsch psychologisches Wörterbuch* (15., überarb. und erw. Aufl.). Huber.

Hanley, A. W., Bernstein, A., Nakamura, Y., Hadash, Y., Rojas, J., Tennant, K. E., Jensen, R. L. & Garland, E. (2020). The Metacognitive Processes of Decentering Scale: Development and initial validation of trait and state versions. *Psychological assessment*, *32*(10), 956–971. https://doi.org/10.1037/pas0000931

Harrer, M. E. & Weiss, H. (2018). *Wirkfaktoren der Achtsamkeit: - wie sie die Psychotherapie verändern und bereichern* (1st ed.). Schattauer.

Josefsson, T., Lindwall, M. & Broberg, A. G. (2014). The Effects of a Short-term Mindfulness Based Intervention on Self-reported Mindfulness, Decentering, Executive Attention, Psychological Health, and Coping Style: Examining Unique Mindfulness Effects and Mediators. *Mindfulness, 5*(1), 18–35. https://doi.org/10.1007/s12671-012-0142-1

Kabat-Zinn, J. (2013). *Gesund durch Meditation: Das große Buch der Selbstheilung mit MBSR. Knaur Mens sana: Bd. 87568.* Knaur.

Kaluza, G. (2012). *Gelassen und sicher im Stress.* Springer. https://doi.org/10.1007/978-3-642-28195-2

Kobayashi, R., Shigematsu, J., Miyatani, M. & Nakao, T. (2020). Cognitive Reappraisal Facilitates Decentering: A Longitudinal Cross-Lagged Analysis Study. *Frontiers in Psychology, 11,* 103. https://doi.org/10.3389/fpsyg.2020.00103

Kornfield, J. (2008). *Das weise Herz: Die universellen Prinzipien buddhistischer Psychologie* (E. Liebl, Übers.) (2. Aufl.). *Arkana.* Goldmann.

Lazarus, R. S. (1966). *Psychological stress and the coping process.* McGraw Hill.

Lazarus, R. S. (1995). Streß und Streßbewältigung - ein Paradigma. In S.-H. Filipp (Hrsg.), *Kritische Lebensereignisse* (3. Aufl., 198-232). Beltz PsychologieVerlagsUnion.

Piron, H. (2003). *Meditation und ihre Bedeutung für die seelische Gesundheit. Transpersonale Studien: Bd. 7.* Bibliotheks- und Informationssystem der Univ. Oldenburg.

Piron, H. (2020). *Meditationstiefe: Grundlagen, Forschung, Training, Psychotherapie* (1. Aufl.). *Psychotherapie.* Springer. https://doi.org/10.1007/978-3-662-58881-9

Reif, J., Spieß, E. & Stadler, P. (2018). *Effektiver Umgang mit Stress: Gesundheitsmanagement im Beruf. Die Wirtschaftspsychologie.* Springer.

Rusch, S. (2019). *Stressmanagement: Ein Arbeitsbuch für die Aus-, Fort- und Weiterbildung* (2. Auflage). Springer. https://doi.org/10.1007/978-3-662-59436-0

Ryff, C. D. (1995). Psychological Well-Being in Adult Life. *Current Directions in Psychological Science, 4*(4), 99–104. http://www.jstor.org/stable/20182342

Selye, H. (1936). A Syndrome produced by Diverse Nocuous Agents. *Nature, 138*(3479), 32. https://doi.org/10.1038/138032a0

Shapiro, S. L., Carlson, L. E., Astin, J. A. & Freedman, B. (2006). Mechanisms of mindfulness. *Journal of clinical psychology*, *62*(3), 373–386. https://doi.org/10.1002/jclp.20237

Spada, M. M., Nikčević, A. V., Moneta, G. B. & Wells, A. (2008). Metacognition, perceived stress, and negative emotion. *Personality and Individual Differences*, *44*(5), 1172–1181. https://doi.org/10.1016/j.paid.2007.11.010

Techniker Krankenkasse. (2021). *Entspann dich, Deutschland! TK-Stressstudie 2021*. Hamburg. https://www.tk.de/presse/themen/praevention/gesundheitsstudien/tk-stressstudie-2021-2116458?tkcm=aaus

Ünlü Kaynakçı, F. Z. & Yerin Güneri, O. (2022). Psychological distress among university students: the role of mindfulness, decentering, reappraisal and emotion regulation. *Current Psychology*, 1–11. https://doi.org/10.1007/s12144-021-02682-8

Walach, H., Nord, E., Zier, C., Dietz-Waschkowski, B., Kersig, S. & Schüpbach, H. (2007). Mindfulness-based stress reduction as a method for personnel development: A pilot evaluation. *International Journal of Stress Management*, *14*(2), 188–198.

Zettle, R. D., Gird, S. R., Webster, B. K., Carrasquillo-Richardson, N., Swails, J. A. & Burdsal, C. A. (2018). The Self-as-Context Scale: Development and preliminary psychometric properties. *Journal of Contextual Behavioral Science*, *10*, 64–74. https://doi.org/10.1016/j.jcbs.2018.08.010

Anhang

Disidentifikationsübung nach Roberto Asagioli

„1. Ich bringe meinen Körper in eine bequeme und entspannte Lage, die Augen sind geschlossen. Dann bekräftige ich: Ich *habe* einen Körper, aber ich *bin* nicht mein Körper. Mein Körper mag in unterschiedlicher Verfassung sein, gesund oder krank, er mag ausgeruht oder müde sein, dies hat jedoch nichts mit meinem Selbst zu tun, mit meinem wirklichen Ich. Mein Körper ist mein kostbares Instrument der Erfahrung und des Handelns in der äußeren Welt, aber er ist *nur* ein Instrument. Ich behandle ihn gut, versuche, ihn gesund zu halten, aber er ist nicht mit mir identisch, ist nicht Ich. Ich *habe* einen Körper, aber ich *bin* nicht mein Körper.

2. Ich *habe* Gefühle, aber ich *bin* nicht meine Gefühle. Diese Gefühle sind zahllos, widersprüchlich, wechselhaft, und dennoch weiß ich, daß [sic!] ich stets Ich bleibe, ich selbst, in Zeiten der Hoffnung oder der Verzweiflung, in Freude oder Leid, in Zeiten der Unruhe oder der Ruhe. Da ich meine Gefühle beobachten, verstehen und beurteilen kann, sie zunehmend beherrsche, ihnen eine Richtung gebe und sie gebrauche, ist es offensichtlich, daß [sic!] sie nicht ich selbst sind. Ich *habe* Gefühle, aber ich *bin* nicht meine Gefühle.

3. Ich *habe* Verlangen, aber ich *bin nicht* mein Verlangen, das durch innere Impulse und durch äußere Einflüsse geweckt wird, das körperlich oder emotional ist. Auch Begierden sind vergänglich und widersprüchlich und unterliegen dem Wechsel von Anziehung und Abstoßung. Ich *habe* Verlangen, aber ich *bin* es nicht.

4. Ich *habe* Verstand, aber ich *bin* nicht mein Verstand. Er ist mehr oder weniger entwickelt und aktiv; er ist undiszipliniert, aber gelehrig, er ist ein Organ der Erkenntnis bezüglich der äußeren und inneren Welt, aber das bin nicht ich selbst. Ich *habe* einen Verstand, aber ich *bin* nicht mein Verstand.

5. Nach dieser Disidentifikation des Ich von den Inhalten des Bewußtseins [sic!] (den Körperempfindungen, Gefühlen, Begierden und Gedanken) erkenne und bekräftige ich, *daß* [sic!] *ich ein Zentrum reiner Selbst-Bewußtheit* [sic!] *bin*. Ich bin ein Zentrum des Willens und fähig, meine seelischen Prozesse und meinen physischen Körper zu benutzen, zu beherrschen und in bestimmte Richtung zu lenken." (Assagioli, 1993, S. 119–120, i. Org. herv.)

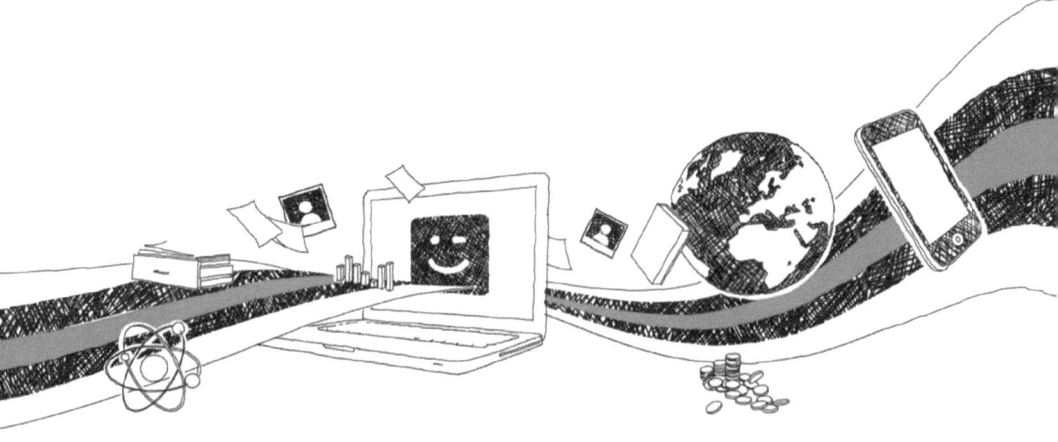
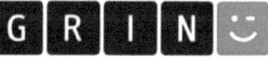